À Mr le Professeur Guibourt

Haute Considération et Hommage respectueux

de L'auteur

Giraud 1852

THÈSE

PRÉSENTÉE ET SOUTENUE

A L'ÉCOLE DE PHARMACIE,

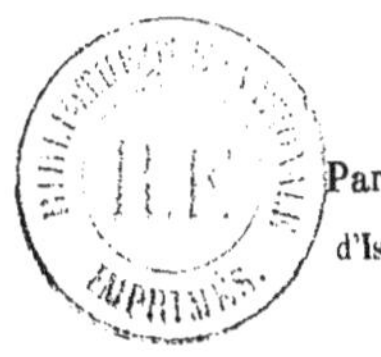

Par Aristide-François GUIRAUD,
d'Issigeac, département de la Dordogne.

PARIS

IMPRIMERIE LACOUR ET Cie,
Rue Soufflot, 16.

—

1852

DE L'ACTION DES OXYDES DE POTASSIUM DE SODIUM ET DE BARYUM, SUR LE ROUGE CINCHONIQUE, ET D'UN NOUVEAU MODE D'OBTENIR DU SULFATE DE QUININE.

La tâche que je me suis imposée serait au-dessus de mes forces si je n'avais pour me guider les travaux de Duncan, Gomez, Vauquelin, Laubert, Pelletier et Caventou. Avec des maîtres semblables, j'ai pu me hasarder ; heureux si mon modeste travail peut paraître de quelque utilité ; si, sensibles à mes efforts, mes juges m'accordent leur indulgence.

L'apparition du quinquina, son application dans la thérapeutique, produisirent une révolution à laquelle vinrent successivement prendre part les hommes les plus distingués que la médecine et la pharmacie puissent citer dans leurs annales. Les naturalistes y apportèrent leur large tribut. Mais l'homme qui s'occupe d'histoire naturelle n'est-il pas prêt à tout sacrifier pour soulager l'humanité ; n'est-il pas auprès de ce grand corps ce qu'est le pharmacien, ce qu'est le médecin.

Un géomètre, un savant dont le nom se rattache à l'étude botanique des quinquinas ; celui que Buffon représente voyageant sur ces monts sourcilleux, où la nature, étonnée, entendit pour la première fois résonner les pas de l'homme ; La Condamine enfin donna le premier la description de l'arbre qui fournissait l'écorce du quinquina gris, du *cinchona condaminea.* — Il nous apprit

qu'antérieurement à la découverte de l'écorce fébrifuge de loxa,
les jésuites de La Paz envoyaient à Rome, sous le nom de quina-
quina, une écorce très amère, qu'il pensait appartenir au bau-
mier du Pérou. Selon M. Guibourt, elle était fournie par le cinchona calisaya.

A la découverte des vertus fébrifuges de l'écorce du quinquina
viennent se rattacher des fables qui eurent quelque crédit. L'un
vous dira qu'un pauvre Indien, tourmenté par la fièvre, s'est
traîné sur les bords d'un lac, qu'il a été guéri en buvant de cette
eau, et que cette guérison provenait de l'immersion des bran-
ches de l'arbre qui était placé sur les bords. Un autre racontera
qu'un naturel du pays guérira de la fièvre un Espagnol qu'il aura
reçu dans sa cabane, et enfin, comme à tout ce qui est nouveau
il faut quelques rayons du merveilleux, l'on vous représentera
une famille indienne malade, accablée par la fièvre, mastiquant
des fragments d'écorces qu'elle avait ramassés au hasard, et
qu'elle avait soin de tremper dans chaque mare qu'elle rencon-
trait; qu'enfin, épuisée de fatigue, elle s'endormait pour se ré-
veiller, n'ayant qu'un vague souvenir de ses souffrances de la
veille.

C'est aux recherches et aux travaux de Mutis, de Humboldt,
Bonpland, Ruiz et Pavon, Taffala, Zéa, et quelques autres voya-
geurs, que l'on doit la connaissance des différentes espèces de
quinquina.

M. Guibourt, observateur autant que praticien habile, dans
son admirable Traité d'histoire naturelle médicale, se trouve
souvent en opposition avec l'Espagnol Mutis, alors qu'il s'a-
git des caractères physiques des diverces écorces de quinquina. — Mon peu de savoir ne me permet pas de me porter comme juge dans une discussion semblable; cependant j'a-
vouerai mon faible pour l'homme dont la pharmacie sera tou-
jours fière.

Après avoir séparé en cinq groupes les diverses écorces de quinquina : quinquinas gris, jaunes, rouges, blancs et faux, M. Guibourt, chez qui l'amour de la science et le désir d'être utile à l'humanité l'emportent sur toute chose, a cru devoir, d'après leurs propriétés physiques et chimiques, arrêter au nombre huit les différents quinquinas qui peuvent être employés avec succès dans la thérapeutique. Je ne ferai donc que relater ici ce que l'on trouve si bien détaillé dans son ouvrage.

Voici le tableau des quinquinas considérés comme les plus actifs :

Quinquinas : — Jaune, — cinchona calisaya, — pubescens, Wall, — orange-jaune, — cascarilla claro-amarylla, Laubert ; — pitaya, — cinchona d'Antroquia ; —rouge vrai verruqueux ; —cinchona oblong-folia, Ruiz Pavon, W. ; — cinchona magnifolia (Mutis) nitida, G. ; — rouge non verruqueux ; —cascarilla loxa verdadera, Laubert ; — de Lima, cinchona nitida, Ruiz et Pavon ; — gris de Lima, cinchona micrantha ; — huamalies blanc verruqueux ; — cinchona hersuta ou purpurea.

Je crois devoir donner comme complément les analyses de quelques écorces de quinquinas blancs et faux, qui se trouvent dans le commerce mélangées aux écorces actives.

MM. Pelletier et Corriol ont retiré du china rubiginosa (Berger) une substance blanche cristalline, à laquelle ils ont donné le nom d'aricine. M. Manzini, ayant soumis à l'analyse une autre variété de quinquina blanc, qu'il désigne sous le nom de quinquina de Jaën, en a retiré une substance particulière à laquelle il a donné le nom de cinchovatine, qui ne diffère dans sa composition chimique des trois autres alcaloïdes, la quinine, la cinchonine et l'arcine, que par une quantité plus grande d'oxygène.

MM. Pelletier et Caventou n'ont trouvé dans le quinquina nova ordinaire du commerce ni quinine, ni cinchonine.

M. Ossian Henri a constaté dans le quinquina nova colorada la présence de la cinchonine.

C'est en l'an 1640 que, pour la première fois, le quinquina fut administré par un corrégidor de Loxa. La comtesse *del Cinchon*, femme du vice-roi du Pérou, tourmentée depuis longtemps par une fièvre intermittente, se vit soulagée et guérie d'une manière si radicale, par l'ingestion d'une petite quantité de poudre de quinquina, qu'elle voulut donner son nom à cette écorce, *Cinchona*. A son retour en Espagne elle la désigna sous le nom de poudre de la Comtesse. Plus tard, les jésuites, dans un but de charité, firent porter une grande quantité d'écorces de quinquina, en répandirent l'usage en France, en Italie, en Allemagne, et comme ils la distribuaient sous forme de poudre, la désigna-t-on sous le nom de poudre des jésuites, ou poudre cardinale, le général de l'ordre en ayant remis une certaine quantité au cardinal de Lugo.

Dieu semble avoir voulu ajouter un nouveau fleuron à la couronne de gloire qu'il avait décernée à ce siècle qui vit naître tant de grands hommes, en réservant au roi Louis XIV de faire connaître ce remède secret, cette poudre merveilleuse, qui guérissait de la fièvre son fils le Dauphin; poudre que le charlatanisme exploitait dans un but de lucre. C'est l'Anglais Talbot qui la lui vendit 48,000 livres, il reçut en outre 2,000 livres à titre de pension viagère, et fut nommé chevalier.

Le quinquina fut d'abord employé sous forme de poudre, d'infusion et de décoction. Les détracteurs de cette nouvelle médication furent nombreux. Bientôt Sydenham l'employa avec succès dans les fièvres intermittentes. Dans son traité il le préconisa et finit par l'employer d'une manière exclusive. Torti, en Italie, s'éleva contre le mo de d'administration de Sydenham et suivit la méthode romaine; de nos jours le docteur Bretonneau de Tours, a adopté le mode de Sydenham. Les praticiens, s'apercevant de la grande quantité de poudre qu'il fallait faire ingérer au malade, et de la répugnance qu'éprouvaient quelques estomacs, songèrent à l'administrer sous une forme nouvelle. L'eau, le vin, l'alcool à 20 0/0 avaient été employés; ils firent alors un extrait qui leur permettait de donner, sous un petit volume, une grande quantité de poudre avec la même assurance de succès. C'était un grand pas fait en avant, mais il était réservé à l'homme pratique, au pharmacien, d'éliminer le principe actif de cette écorce.

Je vais entrer dans cette période brillante de la science qui enrichit la thérapeutique de tant de bases nouvelles et jouissant de propriétés si énergiques : je veux parler de la découverte des alcaloïdes végétaux.

En l'an 1803, Dérosne trouva la narcotine dans l'opium, et lui donna son nom ; en 1804, Seguin et Sertuerner découvrirent la morphine, qu'ils désignèrent sous le nom de morphium; Sertuerner, revenant sur les travaux qu'il avait déjà faits, définit les caractères de la morphine. Ce fait éveilla l'attention des chimistes. Bientôt Duncan, d'Édimbourg, retira de l'écorce du quinquina une substance que le docteur Gomes de Lisbonne, décrivit sous le nom de cinchonin, et que M. Laubert, plus tard, obtint assez pure, c'était la cinchonine; mais aucun d'eux n'en avait soupçonné la nature alcaline. Ce furent Hauton Labillardière d'un côté, MM. Pelletier et Caventou de l'autre, qui s'aperçurent les premiers que cette substance pouvait être une base salifiable organique analogue à la morphine.

Sur quelle écorce de quinquina M. Duncan avait-il expérimenté? je l'ignore; mais d'après les travaux postérieurs de MM. Pelletier et Caventou, je serais tenté de croire que ce devait être sur l'écorce de quinquina gris.

MM. Pelletier et Caventou, dont les noms sont si souvent associés à la découverte des bases salifiables organiques, entreprirent l'analyse des quinquinas, et dirigèrent leurs recherches vers la découverte du principe amer. Ils trouvèrent deux bases salifiables : l'une reçut le nom de cinchonine, l'autre celui de quinine ; ils prouvèrent que ces deux bases se trouvaient dans les trois principales écorces de quinquina, que le quinquina rouge les contenait en proportions à peu près égales, que le quinquina jaune contenait beaucoup de quinine et peu de cinchonine, et que le quinquina gris fournissait peu de quinine et beaucoup de cinchonine ; que ces bases étaient combinées à l'acide quinique et au rouge cinchonique, et que la quinine différait dans sa composition chimique de la cinchonine, en ce qu'elle contenait un atome d'eau en plus.

Avant de donner les différents procédés qui furent employés pour obtenir ces bases salifiables, je crois devoir parler du mode suivi par M. Gomés pour se procurer le cinchonin, et de l'analyse que fit du quinquina M. Reuss, chimiste de Moscou.

Voici le procédé de M. Gomés, transmis par M. Laubert.

Il consiste à laver successivement avec l'eau distillée l'extrait alcoolique de quinquina, et à séparer par ce lavage la substance rouge insoluble qu'il considère comme le principe extractif ; il réunit et évapore à siccité les liqueurs aqueuses ; il lave ensuite le second extrait avec de l'eau saturée de potasse, qui entraîne, selon lui, le reste de l'extractif, et laisse le cinchonin sur le papier employé à filtrer les liqueurs. Enfin il purifie ce cinchonin en le faisant dissoudre dans l'alcool, et en le précipitant de sa dissolution par l'eau distillée : il se réunit en petits cristaux et il est parfaitement pur.

Ce procédé se réduit donc, en dernière analyse, à traiter l'extrait alcoolique par l'eau et la potasse, en regardant comme extractif tout ce que l'eau n'a pas dissous, et tout ce qui a été dissous par la potasse. Quand on consulte les travaux de Hermbstaedt, Bertholdi, Marabélli et Deschamps, l'on voit qu'ils ne prouvent rien, sinon que l'extrait aqueux et alcoolique du quinquina contient quelques sels à base calcaire et magnésienne, du nitrate de potasse, un sel végétal particulier à base calcaire que Vauquelin a éliminé et qu'il a désigné sous le nom de kinate de chaux ; du muqueux insipide, enfin une matière végétale rouge, plus soluble dans l'alcool que dans l'eau, que les uns croyaient être une résine, les autres un extractif, une combinaison d'acide gallique. On a même imaginé qu'elle n'existait pas dans le quinquina, mais qu'elle se formait dans la décoction par l'absorption de l'oxygène (Laubert).

M. Reuss, de Moscou, s'appuyant des travaux de Vauquelin, voulut donner une analyse plus précise des écorces de quinquina ; j'ose dire qu'il réussit, car, après celle de MM. Pelletier et Caventou, elle est la plus complète. Avec quel soin il élimine chacune des parties constituantes de cette écorce, comme déjà sous son travail la lumière commence à poindre, comme il a touché de près à la quinine et à la cinchonine ; mais ce rayon, qui éclaire le génie dans ses moments de création, n'avait pu parvenir jusqu'à lui. Gloire soit donc rendue à nos concitoyens.

Quatre procédés furent donnés pour l'obtention de ces deux bases salifiables.

1° MM. Pelletier et Caventou employèrent l'extrait alcoolique de quinquina ; ils traitèrent cet extrait par l'acide chlorhydrique étendu d'eau bouillante ; ils saturèrent la liqueur par l'oxyde de magnésium ; ils firent bouillir avec un excès d'oxyde ; filtrèrent, desséchèrent le précipité, et l'épuisèrent par l'alcool.

2° M. Henri fils donna pour conseil d'épuiser les écorces par l'eau aiguisée d'acide sulfurique, et de saturer par la chaux la liqueur acide. Ce procédé est plus économique que le premier. Je n'entre pas dans tous les détails de l'opération ; car c'est celui qui est suivi de nos jours.

3° M. Badollier commença par soumettre les écorces à l'ac-

p2

tion de l'eau tenant en dissolution de l'acide de potassium, voulant par ce moyen séparer une grande quantité de matière colorante rouge. C'est en cela seul que l'on peut établir une différence entre ce procédé et celui de M. Henri.

4° Je crois devoir transcrire le procédé de M. Cassola. Il veut, dans le but de diminuer les frais d'obtention de ces deux bases, supprimer l'alcool dans l'opération.

Il fait bouillir 1 *kilo d'écorces* avec 6 *kilos* d'eau, dans laquelle il dissout 24 *grammes* d'oxyde de potassium ; il décante la lessive, il exprime le résidu jusqu'à ce que l'eau passe incolore ; ensuite il le fait bouillir pendant quelques heures, avec 8 *kilos* d'eau contenant 15 *grammes* d'acide sulfurique. Il répète ce traitement plusieurs fois ; mais il ne prend dans chaque opération ultérieure que 6 *grammes* d'acide sulfurique. — Les liqueurs acides sont réunies, saturées par du carbonate de chaux en poudre, filtrées, évaporées, et dépurées par décantation, du sulfate calcique qui se dépose ; après quoi il précipite les deux bases organiques par le carbonate de potasse.

Sept années s'étaient à peine écoulées depuis la découverte de ces bases, qu'on préparait à Paris 150 *kilos* de sulfate de quinine, et MM. Pelletier et Caventou recevaient en 1827, de l'Académie des sciences de Paris, le prix Monthyon, destiné aux perfectionnements dans l'art de guérir.

Avant d'entrer dans les détails qu'exigent mes observations sur la matière colorante rouge insoluble (dite rouge cinchonique), je crois indispensable de citer l'analyse du quinquina, telle qu'elle a été publiée par MM. Pelletier et Caventou.

1° Cinchonine et quinine, combinées à l'acide quinique et au rouge cinchonique ;

2° Matière grasse verte ;

3° Matière colorante rouge, insoluble dans l'eau ;

4° Matière colorante rouge soluble ;

5° Matière colorante jaune ;

6° Kinate de chaux ;

7° Gomme ;

8° Amidon ;

9° Ligneux.

Maintenant je vais aborder le sujet et exposer les faits tels que je les ai vus.

Le hasard voulut que je laissasse tomber une petite quantité d'oxyde de potassium dans un flacon contenant de la teinture de quinquina. Je vis se former à l'instant un précipité abondant, croyant à un simple déplacement de l'acide quinique, qui aurait par sa combinaison avec l'oxyde de potassium abandonné la quinine et la cinchonine ; je recueillis ce précipité et je le soumis, après l'avoir desséché, à l'action de l'alcool à 36 0/0 et de l'éther. Grand fut mon étonnement en voyant ces deux dissolvants ne se charger d'aucun principe. — Quel était alors ce composé, noir, cailleboté, ayant l'aspect gommo-résineux? J'ai pensé qu'il devait être le produit de la combinaison du rouge cinchonique avec l'oxyde de potassium. Je l'ai mis en contact avec l'eau distillée, et une coloration d'un rouge intense s'est aussitôt manifestée : la solubilité était complète. J'ai voulu essayer l'action des acides sur cette solution ; et en projetant dans la liqueur d'essai quelques gouttes d'acide sulfurique étendu d'eau, j'ai vu disparaître la couleur rouge pour faire place à une coloration jaunâtre. Essayé par les proto-sels de fer, le liquide n'a pas changé de couleur, mais aussitôt que de l'état de protoxyde le fer a passé à celui de sesqui-oxyde, une couleur verdâtre s'est déclarée et un précipité de tannate de fer s'est formé graduellement dans le fond du verre. La gélatine m'a fourni un précipité ayant un aspect gluant. J'avais donc affaire à du tannin ; mais qu'était devenue la matière colorante rouge? Je l'ignore ; si elle n'est le produit d'une disposition particulière des molécules constituantes du tannin; disposition que l'on observerait principalement dans l'écorce des arbres qui croissent et vivent dans les pays chauds.

Dans ses combinaisons avec les oxydes caustiques, le rouge cinchonique donne les réactions du tannin artificiel.

Alors que le rouge cinchonique, en dissolution dans l'alcool à 21 0/0, est porté à l'ébullition, sous l'influence de l'air, il se modifie et donne tous les caractères des corps résineux. C'est à cette transformation toute particulière que l'on doit l'erreur de quelques praticiens, qui croient à la préexistence de la résine dans l'écorce de quinquina.

Les oxydes de sodium et de baryum m'ont donné les mêmes résultats.

Ainsi viennent se classer elles-mêmes mes conclusions sur la combinaison du rouge cinchonique tenu en dissolution dans l'alcool à 21 0/0, avec les oxydes de potassium, de sodium et de baryum : précipité noir, cailleboté, ayant l'aspect gommo-résineux ; insoluble dans l'alcool et l'éther, soluble dans l'eau, décomposable par les acides, réagissant sur les sels de sesqui-oxyde le fer ; précipitant la gélatine, décomposable par la chaleur rouge qui le transforme en carbonate de potasse.

Je me propose de revenir sur ce sujet. Les moyens que j'ai à ma disposition ne me permettent pas de prolonger des recherches qui exigent de l'étude et de la précision.

La liqueur alcoolique, autrement dit la teinture qui m'avait fourni le rouge cinchonique, soumise à la distillation, m'a donné un extrait. Comme la distillation n'avait pas été complète, j'ai trouvé après la décantation de la matière extractive une matière résineuse attachée au bain-marie. Cette résine avait une saveur très amère, herbacée, et une odeur analogue à celle du quinquina ; lavée à l'eau distillée, elle n'a rien abandonné à ce liquide. Soumise à l'action de l'acide sulfurique étendu d'eau, elle s'est dissoute, laissant nager à la surface du liquide une matière grasse, signalée par MM. Pelletier et Caventou, qui, à ce que je crois, n'est autre que la chlorophylle impure. J'ai séparé cette matière par la filtration. Cela fait, j'ai décoloré la liqueur par le noir animal lavé à l'acide chlorhydrique ; et par la concentration de la liqueur, j'ai obtenu des cristaux de sulfate de quinine et de sulfate de cinchonine.

M. Accault, pharmacien, avait mis à ma disposition, pour répéter mes expériences, 125 grammes de quinquina jaune, et ces 125 grammes m'ont fourni 3 grammes et 50 centigrammes de cinchonine. J'ignore si ce procédé pourrait être suivi dans les manufactures avec avantage bien réel ; mais je le crois susceptible de donner une plus grande quantité de principe actif.

Vu le directeur de l'École,

BUSSY.

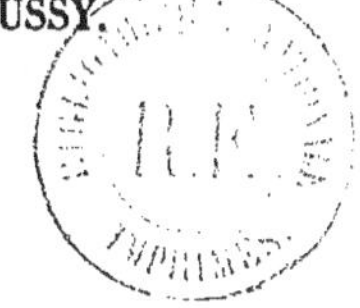

Permis d'imprimer,
GAULTIER DE CLAUBRY.